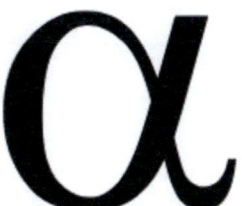

PROTOCOLE ALPHA

ARRÊTER LA CIGARETTE
ARRÊTER LA VAPE

**UNE APPROCHE
SCIENTIFIQUE & STATISTIQUE**

AÏSSA DJEDIDI

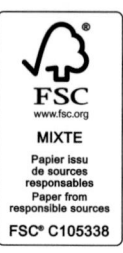

Loi n°49-956 du 16 juillet 1949 sur les publications destinées à la jeunesse

En application de l'art. L.137-2.-I. du code de la propriété intellectuelle, toute reproduction et/ou divulgation de parties de l'œuvre dépassant le volume prévu par la loi est expressément interdite.

© Aïssa Djedidi, 2025

Édition : BoD · Books on Demand, 31 avenue Saint-Rémy, 57600 Forbach, bod@bod.fr
Impression : Libri Plureos GmbH, Friedensallee 273, 22763 Hamburg (Allemagne)

ISBN : **978-2-3224-9603-7**
Dépôt légal : Avril 2025

Sommaire

Avant-propos	6
Introduction	9
Une histoire parmi tant d'autres	13
Situation initiale	17
Les récepteurs nicotiniques	21
Distinction entre fumée et vapeur	25
Les substituts nicotinique	31
Dopamine et Cortisol	37
Protocole ALPHA	47
Étape 0 : Mindset - l'état d'esprit	49
Étape 1 : Choisir les dosages initiaux	53
Étape 2 : La première transition	63
Étape 3 : L'ajustement progressif	71
Étape 4 : La transition finale	83
Derniers mots	87
Bibliographie	89

Avant-propos

Dans ce livre se trouve le contenu du protocole ALPHA, un programme basé sur les études scientifiques et statistiques pour maximiser la probabilité de guérir de l'addiction à la nicotine avec succès.

Vous le comprendrez, lorsqu'on parle de dépendance, on parle en réalité notamment de dépendance hormonale : le système hormonal du fumeur ou vapeur est régulé avec une absorption en pics agressifs de nicotine. Lorsque ces absorptions par pics s'arrêtent, le corps et le cerveau connaissent une tempête sur le plan des hormones. Une tempête qui met la personne dans des états qu'il est très difficile de prolonger le temps que le corps et le cerveau se rééquilibrent.

La nicotine n'est pas responsable de l'addiction en soi, mais plutôt l'absorption en grande quantité et très rapide (autour de 10s pour la cigarette et la vape) de cette molécule notamment par inhalation.

Nous allons voir une explication de certains mécanismes physiologiques clés qui vont nous permettre de comprendre ce qu'il se passe sur le plan des récepteurs nicotiniques, sur le plan hormonal de la dopamine et du cortisol ainsi qu'au niveau des circuits neuronaux et de leur restructuration dans le processus. Il ne s'agit pas uniquement de consignes à suivre, mais le protocole se veut aussi pédagogique. Comprendre ce qu'il se passe est une des clés du succès de ce programme. Cette compréhension alliée à la maximisation probabiliste d'arriver à un succès permettra au fumeur ou au vapeur de **guérir** de son addiction.

NOTA BENE :

VEUILLEZ CONSULTER UN MÉDECIN AVANT L'APPLICATION DE CE PROGRAMME.

Les visualisations graphiques se basent sur des estimations, pas des mesures

Introduction

Cela faisait douze ans que j'avais commencé à fumer et cinq ans que je vapais de la nicotine. Après un peu plus d'un an en tant que fumeur, j'ai tenté d'arrêter pour la première fois, sans succès.

Les dernières années avant la création du protocole ALPHA, j'ai tout essayé pour arrêter, en vain. J'ai notamment lu le célèbre livre d'Allen Carr, *La méthode simple pour en finir avec la cigarette*, et exploré de nombreux contenus en ligne provenant de coachs spécialisés dans l'arrêt du tabac. Tous affirmaient la même chose : l'addiction physique est négligeable, c'est essentiellement une question de mental.

J'ai tenté d'appliquer ces méthodes, au point de les apprendre par cœur et d'en devenir obsédé. Pourtant, à chaque essai, une montée de stress s'installait rapidement. Dès les premiers jours, l'angoisse devenait si forte que je me sentais « aveugle » et « sourd », incapable d'avoir une pensée cohérente. Mon esprit n'avait plus qu'une seule direction : comment obtenir ma prochaine dose de nicotine.

Désespéré, je me suis persuadé qu'il y avait un problème avec moi, que je n'arrivais pas à adopter le bon état d'esprit. J'ai voulu comprendre combien de personnes se trouvaient dans la même situation.

Je suis alors revenu à mon esprit mathématique : les chiffres ne mentent pas. Bien que les études statistiques puissent comporter des biais, elles reflètent tout de même une réalité.

J'ai été stupéfait de découvrir que seulement 3 à 5 % des personnes qui tentent d'arrêter avec cette méthode y parviennent effectivement. Parmi elles, 65 % rechutent dans l'année. Ainsi, le taux de réussite réel à un an est de 1 à 2 %.

Si vous connaissez quelqu'un qui a réussi de cette manière, je le félicite sincèrement. Mais la grande majorité d'entre nous n'appartient pas à ce groupe. Et si vous avez tenté cette méthode sans succès, cela ne signifie en aucun cas que vous êtes faible mentalement.

En revanche, les chiffres montrent que le recours aux **patchs nicotiniques** améliore les chances de succès : le taux grimpe à **15-20 %**. Lorsqu'on associe les patchs à des **substituts oraux**, il atteint **25-30 %**. D'autres facteurs viennent encore renforcer ces probabilités :

- Un suivi médical augmente les chances de 5 à 10 %
- Une activité physique régulière les augmente de 5 à 10 %
- Le soutien des proches apporte un gain de 5 à 8 %
- Un substitut comportemental (comme un rituel de remplacement) améliore les chances de 8 à 12 %

En combinant ces approches de manière optimale, on peut atteindre des taux de réussite de 50 à 60 %, bien plus élevés qu'un arrêt sans aide.

À mon sens, les 40 à 50 % restants sont directement liés à l'état d'esprit, le fameux *mindset* que nous allons explorer dans l'Étape 0 du protocole ALPHA.

Je me suis alors plongé dans le sujet, sans être médecin ni physiologiste, mais en m'appuyant sur mes connaissances de biologie du lycée et sur de nombreuses lectures.

Avant de vous présenter le protocole ALPHA, je vais vous partager ces connaissances de manière simple, car elles ont été essentielles à sa conception.

Il est important de préciser que ce protocole ne s'oppose pas aux méthodes d'Allen Carr ou aux approches des coachs. Ces derniers appartiennent visiblement à ces 1 à 2 % de personnes pour qui l'arrêt « mental » a fonctionné, et ils sont enthousiastes à l'idée que d'autres puissent les rejoindre. Je salue leur travail et reconnais que leurs enseignements contiennent des éléments essentiels qui figurent dans l'Étape 0 du protocole ALPHA, consacrée à l'état d'esprit.

Mais ce protocole s'adresse aux 98 % restants.

Dans le milieu médical, on dit qu'une personne qui comprend sa pathologie est déjà à moitié guérie. Sans nous aventurer dans les dimensions psychosomatiques de la médecine, les études confirment que cet aspect joue un rôle majeur.

C'est pourquoi je vais vous présenter une approche scientifique et statistique qui vise à maximiser vos chances de réussite dans l'arrêt de la nicotine. La base du protocole consiste à comprendre les mécanismes et fonctionnements de cette pathologie.

Une histoire parmi tant d'autres

Tous les fumeurs et vapeurs ont une histoire singulière qui les a amenés à leur situation actuelle. Voici la mienne, en quelques mots.

Jusqu'à mes 20 ans, j'étais sobre et sportif. Je pratiquais la boxe, le basket-ball, la musculation et la course à pied, et j'avais toujours ressenti une aversion pour la cigarette. Après mes années de lycée, je suis parti à Lausanne, en Suisse, pour étudier les mathématiques. De fil en aiguille, lors d'une période de révisions, j'ai roulé ma première cigarette. Nous sommes en 2013.

Un an plus tard, je fume une dizaine de cigarettes par jour. À cette époque, je me prépare activement pour les 10 km de Lausanne. Pourtant, je commence à ressentir les effets du tabac : mon souffle diminue, mes performances en course se détériorent. En tant qu'étudiant, le budget consacré aux cigarettes commence aussi à peser.

Un lundi, je décide donc d'arrêter. Dès le matin, je me sens confus, engourdi, baillant toutes les 30 secondes. Je suis tellement mal que je ne vais pas en cours et reste couché toute la journée. Le soir, je dois arbitrer un match de basket, un petit job étudiant que j'exerce. Je me sens incapable d'y aller, mais mes obligations me forcent à me lever. C'est alors que je craque et allume une cigarette roulée. Je réalise alors à quel point je suis devenu dépendant.

Quelques années plus tard, une lourde épreuve de santé m'oblige à quitter l'École Polytechnique Fédérale de Lausanne. Pendant des années, je lutte contre cette épreuve, et la cigarette semble être mon « meilleur allié », bien qu'au fond de moi, je rêve d'un quotidien où je ne devrais plus interrompre ce que je fais toutes les 45 minutes pour fumer.

Pendant ce temps, je reprends mes études et, chaque année, je prends la décision ferme d'arrêter de fumer. Chaque fois, l'échec est cuisant.

Un jour, je découvre le livre *La méthode simple pour en finir avec la cigarette* d'Allen Carr, dont j'ai entendu parler sur Internet. Convaincu, je tente l'arrêt une nouvelle fois... Je ne tiens pas deux jours.

Puis, la cigarette électronique fait son apparition. En 2018, j'achète ma première vape. Progressivement, je bascule de la cigarette traditionnelle vers la vape, et j'apprécie cette transition. Seulement, très vite, je réalise que je suis resté totalement dépendant : rester 30 minutes sans ma vape est une torture.

Je m'intéresse alors à divers coachs en ligne spécialisés dans l'arrêt de la nicotine. Je vais jusqu'à payer plusieurs centaines d'euros pour une formation. Mais leur approche repose toujours sur le même principe, inspiré d'Allen Carr : tout est dans la tête, « vous n'avez pas besoin de nicotine pour arrêter la nicotine ». Sur le moment, cela semble cohérent, mais je réalise plus tard à quel point cette phrase est réductrice de la réalité.

Je tente encore. J'échoue. Je recommence. J'échoue à nouveau. Les tentatives s'enchaînent, mais les échecs surviennent toujours aussi rapidement.

Finalement, je termine mes études et commence à travailler en tant qu'ingénieur.

Entre-temps, je me suis marié. Ce détail est important, car la stabilité émotionnelle joue un rôle clé dans le processus de guérison d'une addiction. De nombreuses études démontrent que le soutien psychologique au quotidien augmente significativement les chances de réussite.

Situation initiale

Nous y voilà. 2024. Je vape entre 7 et 10 heures par jour, presque en continu, avec un dosage de 9 mg/ml de nicotine.

Si l'on considère la quantité totale de nicotine consommée, cela représente jusqu'à 145 mg par jour. On estime que l'absorption de la nicotine via la vapeur oscille entre 30 et 50 %, ce qui signifie que mon corps en absorbait réellement entre 50 et 70 mg par jour.

À titre de comparaison, une personne fumant un **paquet de cigarettes** par jour absorbe environ 20 à 30 mg de nicotine.

Pas une **demi-heure** ne s'écoulait sans que je ressente le besoin de vaper. Et lorsque j'étais contraint de m'abstenir, l'angoisse montait immédiatement : ma concentration s'effondrait, mon esprit n'était plus focalisé que sur une seule chose – ma prochaine dose de nicotine.

Jusqu'ici, je pensais que cette dépendance était essentiellement psychologique. Mais, comme nous le verrons plus tard, cela s'explique **biologiquement et chimiquement**. Ce n'est pas uniquement une question de mental. Il existe des mécanismes physiologiques précis derrière cette addiction, ainsi que des traitements adaptés pour en reprendre le contrôle.

Un impact sur tous les aspects de ma vie

Cette dépendance affectait chaque aspect de mon quotidien.

- Au travail, les réunions de plus d'une heure devenaient un défi. Après 30 minutes, je commençais à perdre en concentration, regardant ma montre en attendant la pause.
- Les trajets en avion étaient une source d'anxiété, non pas par peur de voler, mais parce qu'il m'était impossible de vaper pendant plusieurs heures.
- Ma vie sociale en souffrait : j'évitais certains événements où je savais que je ne pourrais pas vaper librement.

Même mon sommeil était perturbé. Chaque nuit, vers 3h du matin, je me réveillais systématiquement, mon corps réclamant sa dose. Ma vape était toujours posée sur ma table de nuit. Je prenais quelques bouffées, puis me rendormais... jusqu'au cycle suivant.

Une dépendance omniprésente

Au bureau, j'avais mis en place des stratégies pour contourner le problème. Mon poste était proche d'une sortie, me permettant de faire des pauses fréquentes. J'allais jusqu'à planifier mes journées en fonction de mes besoins en nicotine.

Ma consommation de liquide était devenue une obsession. Je transportais toujours plusieurs flacons de rechange avec moi, par peur de tomber à court. J'avais des réserves partout : dans ma voiture, au bureau, dans chaque veste… Rien que l'idée de manquer de liquide suffisait à déclencher une anxiété intense.

Sur le plan financier, cette addiction pesait aussi lourd : 150€ par mois entre les e-liquides, les résistances à changer régulièrement et le matériel de secours que je gardais toujours à portée de main. Ce qui avait commencé comme une alternative « économique » au tabac était devenu un coût considérable.

Le constat : une situation intenable

J'étais devenu l'esclave de ma vape, tout autant que je l'avais été de la cigarette.

La fréquence d'utilisation, la quantité de nicotine absorbée, et l'impact sur ma vie avaient atteint des proportions que je n'aurais jamais imaginées lorsque j'avais commencé.

Il était temps de comprendre ce qui se passait réellement dans mon corps et de mettre en place une solution efficace.

Les récepteurs nicotiniques

Pour comprendre ce qui se passait dans mon corps – et ce qui se passe dans celui de tout fumeur ou vapeur – il est essentiel de parler des **récepteurs nicotiniques**.

Ces récepteurs sont naturellement présents dans notre organisme et réagissent à une molécule que nous produisons nous-mêmes : l'**acétylcholine**. La nicotine, quant à elle, a une particularité : elle **se fixe sur ces mêmes récepteurs**, d'où leur nom.

Ces récepteurs sont situés dans **trois zones principales** de notre corps :

1. **Le cerveau**, où ils jouent un rôle clé dans la **mémoire**, la **concentration**, la **gestion du stress** et le **système de récompense**.
2. **Les muscles squelettiques**, où ils participent au **contrôle des mouvements**.
3. **Le système digestif**, où ils influencent le **transit intestinal** et la **digestion** – un aspect souvent méconnu.
4.

Une transformation invisible mais profonde

Lorsque l'on commence à consommer de la nicotine régulièrement, le corps **s'adapte** en augmentant le **nombre de ces récepteurs**. C'est comme si l'organisme construisait de **nouvelles antennes** pour capter toujours plus de nicotine.

Dans mon cas et dans celui d'une personne avec **une consommation intensive de tabac ou de vape**, la quantité de mes récepteurs nicotiniques était probablement **entre 180 % et 200 %** de la normale, en particulier dans les zones du cerveau liées au **plaisir** et à la **gestion du stress**.

Lorsque la nicotine se fixe sur ces récepteurs, elle déclenche la libération de plusieurs neurotransmetteurs, notamment la **dopamine**, responsable de la sensation de **plaisir** et de **récompense**. Avec ma consommation excessive, je maintenais ces récepteurs **constamment activés**.

Le problème ? À force d'être **surchargés**, ces récepteurs deviennent **moins sensibles**. Il faut alors **toujours plus de nicotine** pour obtenir le même effet.

Pourquoi l'arrêt brutal est si difficile

Cette **surpopulation** de récepteurs explique **parfaitement** pourquoi 30 minutes sans nicotine suffisaient à me plonger dans un état de stress et d'incapacité à me concentrer.

Ce n'était pas seulement psychologique. Mon cerveau, mais aussi mon système digestif et mes muscles, ressentaient un manque bien réel. Ces récepteurs, trop nombreux et habitués à être constamment stimulés, créaient un inconfort physique intense dès qu'ils n'étaient plus alimentés en nicotine.

Comprendre pour mieux agir

La compréhension de ces mécanismes biologiques est essentielle. Elle permet de réaliser que l'arrêt ne repose pas uniquement sur la volonté, bien que celle-là soit nécessaire.

La nicotine modifie profondément notre corps, et cette transformation demande une approche scientifique et progressive pour être rééquilibrée efficacement.

Distinction entre fumée et vapeur

Bien que la cigarette électronique et la cigarette traditionnelle délivrent toutes deux de la nicotine, leurs différences influencent la manière dont nous développons et maintenons notre dépendance.

Ces distinctions, souvent mal comprises, expliquent pourquoi la vape peut parfois **créer une dépendance encore plus forte** que la cigarette classique.

1. Une absorption de nicotine différente

La **cinétique d'absorption** de la nicotine constitue la première grande différence.

- Avec la cigarette traditionnelle, l'absorption est extrêmement rapide, provoquant un **pic de nicotine quasi instantané** dans le sang. Cette montée fulgurante **renforce le potentiel addictif**, car plus une substance atteint rapidement le cerveau, plus elle risque de créer une **dépendance forte**.
- Avec la vape, l'absorption est plus progressive, générant une **montée légèrement moins rapide** de la nicotine dans l'organisme.

Bien que cette différence puisse sembler minime, elle joue un rôle dans la manière dont notre cerveau s'habitue à la nicotine et développe des schémas de dépendance.

2. Une structure de consommation opposée

L'un des aspects les plus marquants entre ces deux modes de consommation réside dans leur structure même.

- La cigarette traditionnelle impose un cadre naturel : chaque cigarette a un début et une fin bien définis. Même un gros fumeur finit par s'arrêter, ne serait-ce qu'en raison de l'inconfort physique (picotement dans la gorge, irritation) ou des contraintes sociales (odeur persistante, restriction des lieux de consommation).
- La vape, en revanche, abolit toutes ces limites. Sans odeur marquante, sans cendres, et généralement mieux tolérée en société, elle permet une consommation continue et prolongée. Il est fréquent de voir des vapoteurs utiliser leur appareil pendant des heures, en particulier dans des environnements intérieurs où la cigarette est interdite.

Cette absence de restrictions favorise une surconsommation involontaire : les vapoteurs peuvent consommer bien plus de nicotine qu'ils ne le feraient avec des cigarettes, sans même s'en rendre compte.

3. Un piège invisible : la dépendance accrue à la vape

Contrairement à la cigarette, la vape ne possède pas de contraintes physiques ou sociales évidentes pour limiter la consommation.

- Pas d'odeur désagréable
- Pas de cendres
- Pas de durée fixe pour chaque « session »
- Acceptabilité sociale plus large

Résultat : la **consommation devient illimitée**, augmentant progressivement la dépendance. Beaucoup de vapoteurs, y compris d'anciens fumeurs, se retrouvent avec **une dépendance plus forte qu'auparavant**, alors qu'ils pensaient utiliser la vape comme un **outil de sevrage.**

Ces différences expliquent pourquoi **les méthodes classiques de sevrage tabagique ne sont pas toujours adaptées aux vapoteurs.** Une stratégie spécifique, prenant en compte ces particularités, est nécessaire.

4. Un avantage de la vape : la possibilité du 0 mg

Il y a cependant un point positif majeur : la **possibilité de vaper sans nicotine.**

Contrairement aux cigarettes traditionnelles, où les alternatives sans nicotine sont **rares et coûteuses,** il est facile de trouver des e-liquides à 0 mg/ml.

C'est un atout clé pour le **Protocole ALPHA** : dans l'Étape 3, la **vape à 0 mg** pourra être utilisée comme substitut comportemental, aidant à **dissocier l'addiction physique de l'habitude gestuelle**.

5. Les dangers connus du tabac et méconnus de la vape

La nocivité de la cigarette est largement documentée, avec plus de 7000 substances chimiques dont au moins 70 cancérigènes, provoquant cancers, maladies cardiovasculaires et respiratoires.

Moins connue mais tout aussi préoccupante est la toxicité spécifique de la vape. Les liquides vaporisés contiennent des métaux lourds comme le nickel, le chrome, le plomb et le cadmium, provenant de l'échauffement des résistances métalliques. Ces particules s'infiltrent profondément dans les poumons et peuvent atteindre le cerveau via la circulation sanguine. Le formaldéhyde et l'acroléine, composés cancérigènes résultant de la dégradation thermique du glycérol, s'ajoutent à ces dangers.

Au niveau cérébral, la vape modifie la plasticité neuronale, dégrade les capacités cognitives (mémoire, attention), et renforce les circuits de dépendance par la suractivation des récepteurs nicotiniques. Les arômes eux-mêmes, bien que comestibles, deviennent souvent cytotoxiques une fois chauffés, endommageant les cellules pulmonaires et potentiellement neuronales. Loin d'être une simple "vapeur d'eau", la vape représente une menace neurologique et respiratoire significative pour tous ses utilisateurs.

*

Les substituts nicotinique

Les substituts nicotiniques : un outil essentiel pour sortir de la dépendance

Les substituts nicotiniques offrent une approche fondamentalement différente de l'apport en nicotine par rapport à la cigarette ou à la vape. Leur principe repose sur une **libération progressive et contrôlée**, évitant ainsi les **pics brutaux** caractéristiques de l'inhalation.

Voyons en détail ces outils essentiels dans le processus de guérison de la dépendance à la nicotine.

Les différentes formes de substituts nicotiniques

Les **patchs** constituent la **base du traitement de substitution**. Ils existent en plusieurs formats :

- Patchs 24 heures : 21 mg, 14 mg et 7 mg
- Patchs 16 heures : 25 mg, 15 mg et 10 mg
- Patchs 25 mg 24 heures, destinés aux **très gros consommateurs**

Le choix entre **patch 16h ou 24h** dépend notamment de la présence ou non **d'envies nocturnes** de nicotine.
Ils doivent être appliqués sur une **peau propre et sèche**, en

changeant d'emplacement chaque jour pour éviter les irritations cutanées.

NOTA BENE : Certaines personnes supportent mal les patchs nicotiniques, veuillez consulter un médecin.

Les formes orales : un complément essentiel

Les substituts oraux viennent compléter l'action des patchs en répondant aux besoins ponctuels de nicotine :

- Gommes à mâcher (2 mg et 4 mg) : elles nécessitent une technique spécifique. Il faut mâcher lentement jusqu'à sentir un goût prononcé, puis la placer entre la joue et la gencive.
- Pastilles à sucer (2 mg et 4 mg) : elles suivent le même principe que les gommes.
- Pastilles sublinguales : plus récentes, elles se dissolvent sous la langue, permettant une **absorption rapide et efficace** dans le sang.
- Spray buccal (1 mg par pulvérisation) : offre une **action rapide**, tout en restant plus progressive que l'inhalation.
- Inhaleur : un embout plastique qui simule le geste de la cigarette, particulièrement utile pour les personnes très attachées au rituel du fumeur.

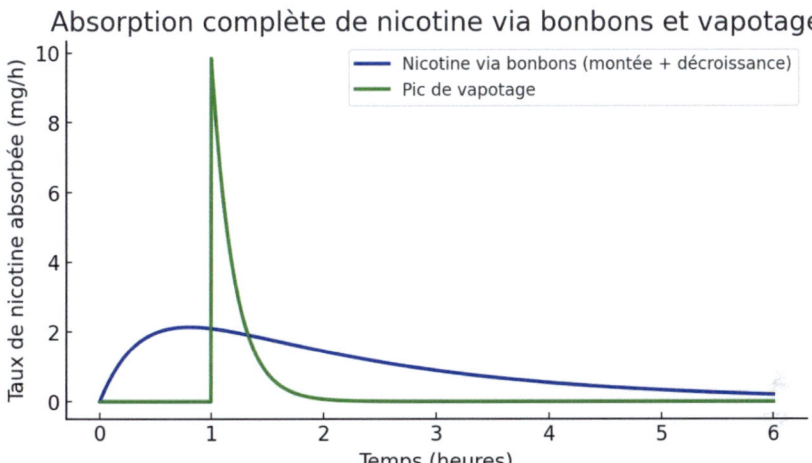

Pourquoi l'inhalation de nicotine crée une dépendance

L'inhalation de nicotine, qu'elle provienne de la **cigarette** ou de la **vape**, a une particularité unique :

Elle atteint le cerveau en seulement 7 à 10 secondes, créant un **pic de concentration sanguine brutal**.

Cette « douche » de nicotine entraîne une saturation immédiate des récepteurs nicotiniques. Face à ces chocs répétés, le corps augmente leur nombre, entraînant un cercle vicieux :

- Plus il y a de récepteurs, plus le besoin en nicotine augmente
- Plus la saturation est fréquente, plus de nouveaux récepteurs apparaissent

Ce phénomène exacerbe la dépendance et rend l'arrêt extrêmement difficile.

De plus, cette saturation brutale provoque une libération massive de neurotransmetteurs (dopamine, sérotonine, noradrénaline), créant une véritable « tempête biochimique » dans le cerveau. Nous explorerons ces mécanismes plus en détail dans le chapitre suivant.

L'approche progressive des substituts nicotiniques

Contrairement à l'inhalation, les substituts délivrent la nicotine de manière douce et progressive :

Les patchs maintiennent un niveau stable de nicotine tout au long de la journée.
Les formes orales créent une élévation plus progressive sur 15 à 30 minutes.

Cette absorption graduelle évite la saturation des récepteurs et freine leur multiplication.
Le corps reçoit juste assez de nicotine pour éviter les symptômes de manque, sans renforcer la dépendance.

Un aspect clé des substituts, lorsqu'ils sont correctement dosés, est leur capacité à éteindre les envies d'inhaler.

Bien que le cerveau ait associé la nicotine à l'inhalation, il n'a en réalité besoin que de nicotine, peu importe la source.

Avec un dosage adéquat, les récepteurs sont stabilisés et les envies diminuent naturellement.

C'est là toute la puissance des substituts nicotiniques : ils permettent d'apaiser le corps progressivement, sans le priver brutalement, et sans renforcer la dépendance à l'inhalation.

Dopamine et Cortisol

Pour comprendre pleinement le processus de sevrage de la nicotine, il est essentiel d'explorer le rôle de **deux hormones majeures** : la dopamine et le cortisol. Ces hormones sont au cœur des mécanismes de **dépendance** et des symptômes ressentis lors de l'arrêt.

La dopamine : l'hormone du plaisir et de la récompense

La dopamine joue un rôle central dans notre **système de récompense**.

- Lorsque nous consommons de la nicotine, celle-ci déclenche une **libération rapide et importante de dopamine** dans le cerveau, procurant une sensation immédiate de plaisir et de bien-être.
- Avec le temps, le cerveau **associe fortement** la nicotine à cette récompense, renforçant le comportement de consommation.

Cependant, une exposition prolongée à la nicotine **modifie notre système dopaminergique** :

- Le cerveau **devient moins sensible** à la dopamine naturelle.
- Il **dépend de plus en plus** de la nicotine pour maintenir des niveaux satisfaisants.

C'est pourquoi l'arrêt brutal peut provoquer une **sensation de vide**, où les **activités quotidiennes** qui procuraient du plaisir semblent **moins satisfaisantes**.

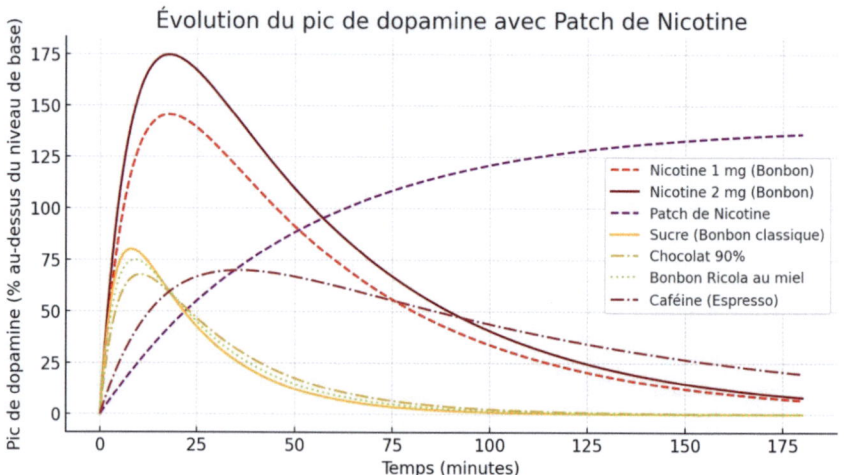

Le cortisol : l'hormone du stress

Le **cortisol**, souvent appelé « **hormone du stress** », joue un rôle tout aussi crucial dans la dépendance à la nicotine.

- La nicotine **module les niveaux de cortisol**, agissant comme un **régulateur artificiel du stress**.
- Lors de l'arrêt, ce **système de régulation est perturbé**, entraînant des fluctuations importantes du cortisol.

C'est l'une des raisons pour lesquelles l'arrêt de la nicotine peut provoquer une **sensation de nervosité et d'anxiété accrue**, indépendamment de la volonté du fumeur ou du vapeur.

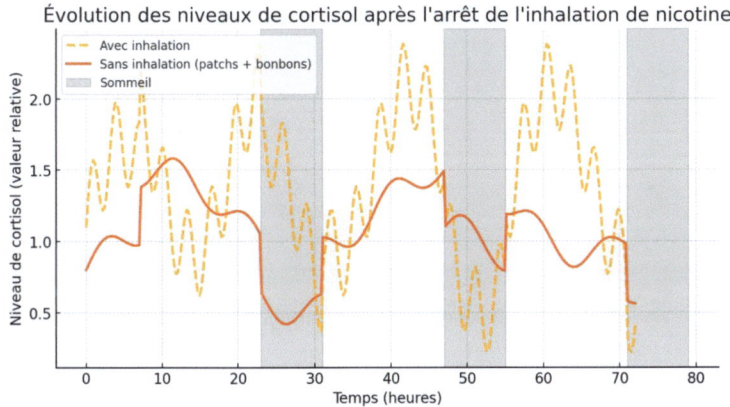

Les quatre phases du sevrage nicotinique

Le sevrage suit **plusieurs étapes**, marquées par des variations hormonales significatives.

1. Phase de stress initial (Jours 3 à 5)

Le corps réagit à l'arrêt de la nicotine par une **montée rapide du cortisol**, atteignant un pic entre le **troisième** et le **cinquième jour**. Cette période est souvent la plus difficile et se caractérise par :

- Une forte **agitation et irritabilité**
- Une **anxiété marquée**
- Des **troubles du sommeil**
- Une **difficulté à gérer le stress quotidien**

2. Phase d'adaptation (Semaines 2 à 8)

Le corps commence à s'adapter et amorce une **réduction progressive du cortisol**. Cette phase est marquée par :

- Une diminution progressive du stress
- Une certaine **fatigue**
- Des **difficultés de concentration temporaires**
- Une stabilisation progressive de l'humeur

3. Phase de fatigue post-sevrage (Semaines 9 à 14)

Après la surstimulation initiale, le corps réduit sa production de cortisol en dessous de la normale, ce qui entraîne :

- Une fatigue persistante
- Une sensation de vide émotionnel
- Une baisse temporaire de motivation
- Une sensibilité accrue au stress

4. Phase de stabilisation (Semaines 15 à 20)

Cette période marque le retour à un équilibre hormonal stable :

- Le cortisol retrouve un niveau normal
- L'énergie revient progressivement
- L'humeur se stabilise durablement
- Les envies de nicotine deviennent rares et faciles à gérer
- Le corps retrouve sa capacité naturelle à gérer le stress

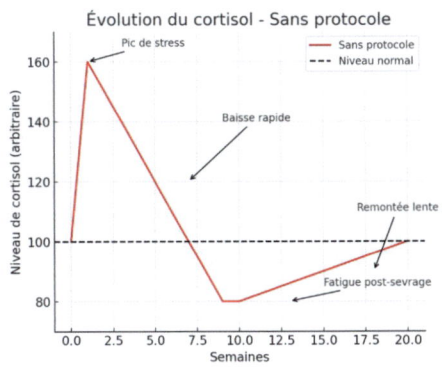
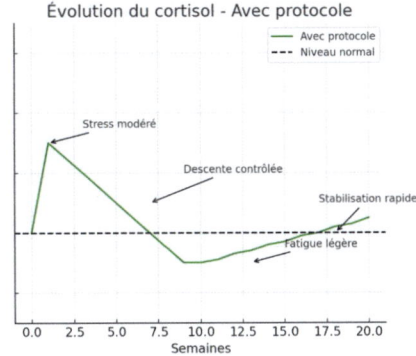

Pourquoi un sevrage progressif est essentiel

Ces variations hormonales expliquent pourquoi un **arrêt brutal est particulièrement difficile**.

Le protocole ALPHA, en adoptant une approche progressive, permet d'atténuer ces fluctuations de plusieurs manières :

1. **Les substituts nicotiniques** maintiennent un certain niveau de stimulation dopaminergique, évitant la **chute brutale** qui caractérise l'arrêt complet.
2. **La diminution progressive des dosages** permet au système hormonal de s'adapter en douceur, réduisant l'intensité du **pic de stress initial**.
3. **Le maintien d'un niveau de base de nicotine** aide le corps à réguler sa production de cortisol, évitant les **variations extrêmes** typiques d'un arrêt soudain.
4. **Cette approche progressive** permet au cerveau de réajuster progressivement sa sensibilité à la dopamine naturelle, facilitant le retour à un fonctionnement normal du système de récompense.

Activité	% de dopamine par rapport au repos
Repos (référence)	100%
Vape à 0 mg (sans nicotine)	110 - 120%
Vape avec nicotine	150 - 200%
Cigarette	200 - 250%
Alimentation plaisante (ex. chocolat)	120 - 140%
Exercice physique (intense, course, HIIT)	200 - 300%
Jeu vidéo / Musique agréable	120 - 150%
Relations sociales agréables	130 - 160%
Amour / Activité romantique	150 - 200%

L'impact sur le quotidien

Comprendre ces mécanismes hormonaux permet d'anticiper les symptômes du sevrage et de mieux les gérer.

- Les périodes de fatigue, de stress ou de baisse de motivation ne sont pas des signes de faiblesse.
- Elles sont le reflet d'un processus physiologique normal, le temps que le corps retrouve son équilibre naturel.

Le protocole ALPHA, en intégrant ces données biologiques, permet d'atténuer significativement ces effets.

Grâce à une stratégie progressive, associée à des substituts nicotiniques et à d'autres outils, il est possible d'accompagner le corps sans perturber brutalement son fonctionnement, et ainsi réduire au maximum l'inconfort lié au sevrage.

Protocole ALPHA

Avant d'entrer dans les détails techniques du protocole ALPHA, je souhaite partager avec vous mon expérience personnelle des premiers jours de liberté.

Cette expérience illustre parfaitement la différence fondamentale entre :

- Une approche **scientifique et équilibrée** du sevrage
- Les tentatives d'arrêt **brutal** qui s'étaient toutes soldées par un échec pour moi

Les premiers jours : une transition en douceur

Dès les premiers jours du protocole, j'ai senti une différence marquante. Il y a eu des ajustements à faire, bien sûr. Les jours 1, 2 et 4 ont été ponctués par quelques rechutes d'inhalation, ce qui m'a amené à affiner mes dosages et à intégrer des substituts oraux pour mieux gérer les pics de besoin.

Mais, contrairement à mes tentatives précédentes, où chaque journée était une lutte contre une angoisse écrasante, cette fois-ci, tout était différent.

Les huit premiers jours ont apporté leur lot de petits inconforts, c'est vrai. Mais rien de comparable à ces périodes où l'anxiété me paralysait, où mon esprit était prisonnier d'une seule obsession : ma prochaine dose de nicotine par inhalation.

Cette fois, je suis resté lucide. Les légères frictions ressenties étaient **gérables**, et avec le bon état d'esprit, j'ai pu m'adapter sereinement.

Le jour 9 : un déclic inattendu

Puis est arrivé le jour 9, et avec lui, une sensation de **liberté** que je n'avais pas connue depuis des années.

Après douze ans d'emprisonnement dans une dépendance, c'était comme si je retrouvais enfin l'**air libre**.

Bien sûr, cette liberté nouvelle demandait un temps d'adaptation. Un peu comme un ancien détenu qui doit réapprendre à vivre sans les murs de sa prison. Mais étonnamment, l'adaptation a été rapide. De **nouvelles habitudes** ont commencé à se former naturellement, venant remplacer les anciennes.

Une analogie : l'alarme qui s'éteint

La meilleure comparaison que je puisse faire est celle d'une alarme qui aurait sonné en **permanence** pendant douze ans.

Une alarme qui ne s'atténuait que brièvement lors de **chaque** inhalation de nicotine.

Avec le protocole, cette alarme s'est progressivement éloignée, devenant de plus en plus faible, jusqu'à disparaître complètement vers le jour 14.

Le silence qui a suivi était une libération en soi.

Le protocole ALPHA : une approche structurée et scientifique

Le protocole ALPHA n'est pas un simple guide d'arrêt de la nicotine.

C'est une approche méthodique, basée sur la compréhension scientifique et statistique de la dépendance, permettant une transition en douceur vers la liberté.

Il se compose de cinq étapes distinctes, toutes essentielles dans le processus :

1. Étape 0 : « Mindset » – l'état d'esprit
2. Étape 1 : Choisir les dosages initiaux
3. Étape 2 : La première transition
4. Étape 3 : L'ajustement progressif
5. Étape 4 : La transition finale

Un processus à adapter à son propre rythme

L'objectif n'est pas simplement d'arrêter la nicotine, mais de le faire d'une manière qui respecte notre équilibre physiologique et psychologique.

Une méthode qui permet de rester lucide et fonctionnel tout au long du processus, tout en construisant progressivement une vie sans dépendance.

Mais ce protocole n'est pas une course.

Chacun avance à son rythme. La clé du succès réside dans l'adaptation du protocole à vos besoins spécifiques.

Dans les chapitres suivants, nous détaillerons chaque étape du protocole, pour comprendre comment et pourquoi cette approche fonctionne.

Étape 0 : *Mindset* - l'état d'esprit

L'importance fondamentale de la préparation mentale

Avant d'entamer le processus physique de sevrage, il est fondamental de se préparer mentalement. Cette étape, souvent négligée, est pourtant fondamentale pour maximiser vos chances de succès. Elle consiste à établir une base solide sur laquelle construire votre démarche de libération.

L'exercice des 7 raisons

La première action concrète que vous devez entreprendre est d'écrire, noir sur blanc, au minimum sept raisons personnelles qui motivent votre décision d'arrêter. Ces raisons doivent être profondément ancrées dans votre réalité et couvrir différents aspects de votre vie :

1. Liberté : Décrivez comment la dépendance limite votre liberté quotidienne
2. Spiritualité : Expliquez comment cette démarche s'aligne avec vos valeurs spirituelles
3. Santé mentale : Détaillez l'impact de la dépendance sur votre bien-être psychologique

N'hésitez pas à ajouter d'autres raisons personnelles qui vous sont propres. L'important est que ces raisons soient authentiques et significatives pour vous.

La dualité du cerveau : rationnel vs bestial

Un concept pertinent issu du livre *Rational Recovery* de Jack Trimpey mérite notre attention. Nous ne partageons pas toutes les conclusions de cet ouvrage, notamment sur la nature non-pathologique de l'addiction, mais sa vision de la dualité cérébrale est éclairante :

- Le cerveau bestial (système limbique et tronc cérébral) : siège des pulsions et des automatismes
- Le cerveau rationnel (cortex préfrontal) : centre de la réflexion et du contrôle

Dans notre démarche, nous allons utiliser notre cerveau rationnel pour éduquer et prendre le contrôle de notre cerveau bestial. Cette approche nous permet de comprendre que nous ne sommes pas impuissants face à nos pulsions - nous avons la capacité de les observer et de les gérer de manière consciente.

La vérité sur la nicotine : que perdons-nous vraiment ?

Allen Carr, dans son livre *La méthode simple pour en finir avec la cigarette*, apporte un éclairage crucial que nous devons intégrer à notre mindset. Bien que nous ne partagions pas sa position sur l'inutilité des substituts nicotiniques, ni sa conviction que le processus est entièrement mental - car nous savons que des mécanismes physiologiques complexes sont en jeu, sa réflexion sur ce que nous « perdons » en arrêtant est fondamentale :

- La nicotine ne nous apporte rien de positif
- Nous ne faisons aucun sacrifice en arrêtant
- Ce que nous percevons comme un« « plaisir » n'est en réalité que le soulagement temporaire d'un manque que la nicotine elle-même a créé

Cette compréhension est essentielle : nous ne renonçons à rien de valeur en nous libérant de la nicotine. Au contraire, nous nous libérons d'une prison que nous avons construite progressivement autour de nous.

Fixer une date précise

Une étape primordiale de votre préparation est de fixer une date précise pour le début de votre sevrage. Cette date doit être :

- Suffisamment proche pour maintenir votre motivation
- Suffisamment éloignée pour vous permettre de vous préparer correctement
- Idéalement dans une période relativement calme
- Inscrite noir sur blanc dans votre calendrier

Cette date représente votre engagement envers vous-même. Elle marque le début concret de votre voyage vers la liberté.

La préparation active

Maintenant que vous avez posé ces bases essentielles, prenez le temps de :
1. Relire quotidiennement vos raisons personnelles
2. Observer consciemment chaque moment où vous ressentez le besoin de nicotine
3. Commencer à visualiser votre vie sans cette dépendance
4. Préparer votre environnement pour les étapes suivantes du protocole

Cette étape 0 n'est pas une simple formalité. C'est le fondement sur lequel repose tout le processus de libération. Prenez le temps nécessaire pour l'accomplir pleinement avant de passer à l'étape suivante. Une préparation mentale solide augmentera significativement vos chances de succès dans les étapes suivantes du protocole ALPHA.

Étape 1 : Choisir les dosages initiaux

Matériel nécessaire

Pour cette étape, munissez-vous de :
- Une feuille et un stylo ou votre smartphone (pour prendre des notes)
- Une calculatrice
- 10-15 minutes de calme pour faire les calculs

Introduction

Le choix des dosages initiaux est une étape importante du protocole ALPHA. Un dosage adapté vous permettra d'éviter les symptômes de sevrage tout en entamant votre transition vers la liberté.

Témoignage : Mon expérience personnelle

En tant que créateur du protocole ALPHA, je souhaite partager mon expérience personnelle d'ajustement des dosages. En tant que gros vapoteur (environ 50-70mg de nicotine absorbée par jour), j'ai initialement sous-estimé mes besoins en commençant avec 1 patch 21mg/24h. Le résultat a été sans appel : anxiété, difficultés de concentration, et envie irrépressible de vapoter.

J'ai alors pris la décision d'augmenter progressivement mon dosage. Sous supervision médicale, je suis passé à 2 patchs, puis 3, et finalement 4 patchs de 21mg/24h, complétés par des pastilles à sucer de 2mg pour gérer les pics de besoin. Ce n'est qu'à ce dosage que j'ai enfin retrouvé mon calme et ma capacité à fonctionner normalement. Au bout d'une semaine, mon corps s'étant habitué, j'ai pu naturellement réduire à 3 patchs.

Cette expérience m'a appris une leçon cruciale : il vaut mieux commencer avec un dosage plus élevé et le réduire progressivement, que de se battre contre un sous-dosage qui mène souvent à l'échec.

Important : Ne pas sous-estimer vos besoins

N'ayez pas peur d'utiliser plusieurs patchs si nécessaire. Selon tabac-info-service.fr, il est possible (sous supervision médicale) d'aller jusqu'à 4 patchs de 21mg simultanément pour les gros consommateurs. Voici quelques indications :

- Fumeurs de plus de 30 cigarettes/jour ou vapoteurs intensifs : Envisagez de commencer avec 2-3 patchs
- Très gros consommateurs : Possible d'aller jusqu'à 4 patchs (sous contrôle médical)
- Dans tous les cas : Complétez avec des formes orales pour les pics de besoin

> IMPORTANT : La consultation médicale est OBLIGATOIRE avant d'utiliser plus d'un patch. Votre médecin pourra valider le dosage et surveiller votre tolérance. S'il a des doutes sur la possibilité de combiner les patchs, redirigez-le vers le site d'état tabac-info-services où il est indiqué que pour les gros fumeurs il peut être prescrit jusqu'à 4 patchs à 21mg/24h.

Évaluer votre consommation moyenne

Pour déterminer le bon dosage, calculez votre consommation sur une semaine type :
1. Notez votre consommation quotidienne pendant une semaine
2. Incluez les **pics** (soirées, stress) et les **creux** (week-end, congés)
3. Faites la moyenne pour obtenir une estimation fiable
4. Arrondissez plutôt à la hausse qu'à la baisse

Calculer votre consommation actuelle

- Pour les fumeurs

- Une cigarette contient en moyenne 12mg de nicotine
- Le taux d'absorption par inhalation est de 30-40%
- Pour un paquet (20 cigarettes) par jour :
  - 20 cigarettes × 12mg = 240mg de nicotine totale
  - Absorption effective : 240mg × 35% = ~84mg de nicotine par jour

- Pour les vapoteurs
- Calculez votre consommation quotidienne :
    - ml de liquide consommé par jour × concentration en mg/ml
    - Exemple : 5ml/jour à 6mg/ml = 30mg de nicotine totale
    - Taux d'absorption : 30-50%
    - Pour 5ml à 6mg/ml : 30mg × 40% = ~12mg de nicotine absorbée par jour

Guide Complet des Substituts Nicotiniques

- Patchs Nicotiniques

- Patchs 24 heures (taux de libération constants sur 24h)
- Patch 21mg : libération de ~0.9mg/h
- Patch 14mg : libération de ~0.6mg/h
- Patch 7mg : libération de ~0.3mg/h

- Patchs 16 heures (taux de libération constants sur 16h)
- Patch 25mg : libération de ~1.6mg/h
- Patch 15mg : libération de ~0.9mg/h
- Patch 10mg : libération de ~0.6mg/h

- Formes Orales à Action Rapide

- Gommes à Mâcher
- Gomme 4mg : libération de ~2mg sur 30 minutes
- Gomme 2mg : libération de ~1mg sur 30 minutes

- **Pastilles à Sucer**
- Pastille 4mg : libération de ~2mg sur 30 minutes
- Pastille 2mg : libération de ~1mg sur 30 minutes
- Pastille 1mg : libération de ~0.5mg sur 30 minutes

- **Pastilles Sublinguales**
- Pastille 2mg : absorption directe de ~2mg sur 15-20 minutes
- Micro-pastille 1mg : absorption directe de ~1mg sur 15-20 minutes

- **Spray Buccal**
- Pulvérisation 1mg : absorption de ~0.8mg sur 1-2 minutes
- Maximum recommandé : 2 pulvérisations par prise, 4 pulvérisations par heure

- **Inhaleur**
- Cartouche 15mg : libération de ~4mg sur l'ensemble de l'utilisation
- Absorption effective : environ 2mg par cartouche

Notes Importantes

Taux d'Absorption

- Les taux d'absorption varient selon les individus
- L'absorption des formes orales dépend de la technique d'utilisation
- Le pH buccal influence l'absorption (éviter boissons acides 15 min avant/après)

Durée d'Action

- Patchs : action continue sur 16h ou 24h
- Formes orales : pic d'action à 20-30 minutes
- Spray : action rapide en 1-2 minutes

Biodisponibilité

- Patchs : ~100% de la dose libérée est absorbée
- Formes orales : 50-70% d'absorption selon la technique
- Spray : 80-90% d'absorption

Combinaisons

- Les patchs doivent être combinés avec les formes orales pour maximiser la probabilité de succès
- Les formes orales peuvent être alternées selon les besoins

Support nutritionnel

Pour optimiser votre sevrage, intégrez ces compléments :

1. Gestion du stress :
   - Rhodiola + Safran : 1 gélule matin et midi
   - Ashwagandha : 1 gélule le soir

2. Soutien général :
   - Spiruline : 3g à 5g par jour répartis en 2 prises
   - Gingembre : 1g à 2g par jour en poudre ou infusion

Rhodiola + Safran :
- La Rhodiola est une plante adaptogène qui aide à réduire la fatigue physique et mentale. Elle améliore les performances cognitives en situation de stress et favorise une meilleure résistance aux tensions quotidiennes.
- Le Safran est reconnu pour ses propriétés apaisantes et son action positive sur l'humeur. Il contribue à réduire l'anxiété et peut aider à améliorer la qualité du sommeil.

Ashwagandha :
- Également adaptogène, l'Ashwagandha aide à réguler le taux de cortisol (hormone du stress) dans l'organisme. La prise le soir est particulièrement intéressante car elle favorise un sommeil réparateur.
- Elle contribue aussi à maintenir l'équilibre nerveux et à renforcer la résistance de l'organisme face aux tensions.

Spiruline :
- Cette micro-algue est un véritable concentré nutritionnel : riche en protéines (60-70%), en fer, en vitamines B et en antioxydants.
- Elle soutient le système immunitaire, aide à lutter contre la fatigue grâce à sa teneur en fer, et participe au maintien de la masse musculaire.
- La répartition en 2 prises permet une meilleure assimilation des nutriments.

Gingembre :
- Puissant anti-inflammatoire naturel, le gingembre aide à réduire les douleurs articulaires et musculaires.
- Il favorise la digestion, réduit les nausées et contribue à renforcer le système immunitaire grâce à ses composés bioactifs (gingerols).
- Sa consommation régulière aide à maintenir une bonne circulation sanguine et peut contribuer à réduire les inflammations chroniques.

> **Points importants**
>
> 1. Le protocole ALPHA vise une couverture nicotinique 24h/24
> 2. L'objectif est d'éviter le sevrage nocturne qui cause les fortes envies du matin
> 3. Ne sous-estimez pas vos besoins initiaux
> 4. Préférez un dosage légèrement supérieur au début
> 5. Gardez toujours des substituts oraux à disposition
> 6. Commencez les compléments alimentaires 2-3 jours avant
> 7. N'hésitez pas à ajuster les dosages durant les premiers jours

Prochaine étape
Une fois vos dosages calculés et vos substituts choisis, vous êtes prêt pour l'étape 2 : La première transition. Assurez-vous d'avoir tous vos produits en main avant de commencer.

Étape 2 : La première transition

Après la préparation mentale et le calcul précis de vos besoins en nicotine, vient le moment crucial : la première transition. Cette étape marque le début concret de votre libération, mais attention : il ne s'agit pas d'une course. Ces premiers jours sont dédiés à l'ajustement et à la stabilisation de votre nouveau mode d'administration de la nicotine.

Comprendre les mécanismes en jeu

Les circuits neuronaux

Au début de votre sevrage, trois circuits neuronaux majeurs sont suractivés suite à des années de conditionnement :

Le circuit de la récompense immédiate

À l'origine, ce circuit régule naturellement la sensation de plaisir et de satisfaction. L'inhalation de nicotine l'a progressivement détourné en :

- Créant des connexions très fortes entre l'inhalation et la récompense

- Renforçant l'activation du nucleus accumbens (centre du plaisir)
- Accélérant le temps de réponse entre l'envie et le geste
- Augmentant le nombre de récepteurs de 180-200%

Le circuit du stress et de l'adaptation

Ce circuit, normalement responsable de notre réponse au stress, a été modifié :

- Des connexions directes se sont formées entre stress et besoin de nicotine
- L'amygdale (centre de la peur) est devenue hypersensible
- Le système sympathique réagit de manière exagérée
- L'axe hypothalamo-hypophysaire est déréglé

Le circuit de l'habitude automatique

Ce circuit a transformé la consommation en automatisme :

- Les chemins neuronaux de consommation sont profondément ancrés
- Le striatum dorsal s'active aux moindres déclencheurs
- Le cortex préfrontal (contrôle) est court-circuité
- Les gestes sont devenus des réflexes inconscients

La bonne nouvelle ? La neuroplasticité permet de reprogrammer ces circuits, à condition de :

- Modifier un seul circuit à la fois

- Respecter le temps d'adaptation (7-10 jours minimum)
- Créer activement de nouvelles connexions positives
- Consolider chaque progrès avant d'avancer

Les récepteurs nicotiniques

Ces récepteurs, qui étaient initialement à 180-200% de leur nombre normal, vont progressivement retrouver leur équilibre. Chaque réduction de patch permet une diminution d'environ 20-30% de leur surexpression sur une période de 7 à 10 jours.

Les substituts nicotiniques jouent un rôle crucial :

- Ils maintiennent une stimulation suffisante pour éviter le stress
- Ils permettent une désensibilisation progressive
- Ils évitent la saturation brutale causée par l'inhalation

La dopamine

Le système dopaminergique, perturbé par des années de pics artificiels, va retrouver son fonctionnement naturel :

- Les pics violents sont remplacés par une stimulation stable
- Les récepteurs dopaminergiques redeviennent sensibles
- Le seuil de satisfaction naturelle s'abaisse progressivement
- Les activités quotidiennes redeviennent source de plaisir

Le cortisol

L'hormone du stress suit un processus d'adaptation précis :

- Semaine 1 : Légère élévation mais contrôlée
- Semaines 2-3 : Retour progressif à la normale
- Semaines 4+ : Capacité accrue à gérer le stress naturellement

Démarrage optimal

La veille au soir
Appliquez votre ou vos patchs la veille au soir avant de vous coucher. Cette approche est cruciale car elle permet d'éviter le manque de nicotine au réveil, moment particulièrement difficile pour de nombreux fumeurs et vapoteurs.

> Note importante sur les premières nuits :
> Les premiers jours avec les patchs peuvent être accompagnés d'effets temporaires pendant le sommeil :
> - Des rêves particulièrement vivides, voire des cauchemars
> - Une soif nocturne plus importante (la nicotine étant un excitant)
> - Un sommeil parfois plus léger qu'à l'accoutumée

Ces effets sont normaux et transitoires. Ils s'expliquent par la présence inhabituelle de nicotine pendant votre sommeil, contrairement aux habitudes de consommation par inhalation. Dans mon cas personnel, j'ai expérimenté des rêves très intenses et me réveillais assoiffé, mais ces effets se sont rapidement estompés au bout de quelques nuits, laissant place à un sommeil normal et réparateur.

Le premier jour :
1. Vérifier que vos patchs sont bien en place
2. Préparer vos substituts oraux à portée de main
3. Noter l'heure de pose des patchs
4. Garder votre cigarette électronique ou vos cigarettes à proximité, mais uniquement en « filet de sécurité »

Observation et ajustements

Les trois premiers jours sont une période d'observation et d'ajustement. Mon expérience personnelle illustre bien cette phase : j'ai ressenti une certaine tension et irritabilité pendant ces premiers jours, mais rien de comparable avec mes tentatives précédentes d'arrêt brutal. Cette tension était gérable, permettant de maintenir une vie normale tout en affinant les dosages.

Quelques rechutes d'inhalation peuvent survenir durant cette période - ce n'est pas un échec, mais un signal qu'un ajustement est nécessaire. Par exemple, j'ai dû augmenter mes dosages et intégrer plus de substituts oraux pour mieux gérer les pics de besoin. L'objectif n'est pas la perfection immédiate, mais l'établissement d'un équilibre confortable.

Signes à surveiller :

- Irritabilité excessive
- Difficultés de concentration
- Envies irrépressibles
- Perturbations du sommeil

Si ces signes apparaissent, n'hésitez pas à :
- Augmenter le dosage des patchs
- Utiliser plus fréquemment les substituts oraux
- Consulter votre médecin pour ajuster le traitement

L'importance du rythme de croisière

Une fois les ajustements initiaux effectués, généralement vers le jour 4 ou 5, vous devriez atteindre un « rythme de croisière ». C'est à ce moment que vous pourrez prendre un engagement solennel envers vous-même : ne plus jamais inhaler de nicotine.

Cette promesse est fondamentale car elle marque la compréhension d'une distinction cruciale : ce n'est pas la nicotine en soi qui caractérise la pathologie addictive, mais son mode d'administration par inhalation. L'inhalation provoque ces pics brutaux qui saturent nos récepteurs et entretiennent le cycle de la dépendance.

Gestion des situations difficiles

Pendant cette phase, vous pourriez rencontrer des moments de tension :

1. Situations sociales
   - Gardez vos substituts oraux à portée de main
   - N'hésitez pas à les utiliser plus fréquemment
   - Expliquez votre démarche à vos proches si nécessaire

2. Moments de stress
   - Utilisez les substituts oraux à action rapide
   - Pratiquez des exercices de respiration
   - Rappelez-vous que le stress est temporaire

3. Situations imprévues
   - Gardez toujours des substituts oraux de secours
   - Identifiez à l'avance les situations à risque
   - Préparez des stratégies d'adaptation

Points clés à retenir

1. Les trois premiers jours sont dédiés aux ajustements
2. Une certaine tension est normale mais doit rester gérable
3. Les rechutes d'inhalation sont des signaux d'ajustement nécessaire
4. L'objectif est d'atteindre un équilibre confortable

5. La promesse de ne plus inhaler marque le véritable début du processus

Vers l'étape suivante

Une fois votre rythme de croisière établi et votre engagement pris, vous serez prêt pour l'étape 3 : l'ajustement progressif. Mais ne précipitez pas les choses. Prenez le temps nécessaire pour que cette première transition soit solide et confortable.

Rappel important : Cette période d'ajustement n'est qu'une étape temporaire. Même si vous devez utiliser plusieurs patchs et substituts oraux, cela fait partie du processus de guérison. L'objectif n'est pas la perfection immédiate, mais l'établissement d'une base solide pour votre liberté future.

Étape 3 : L'ajustement progressif

L'étape 3 représente le cœur du protocole ALPHA, où votre corps et votre cerveau vont progressivement retrouver leur équilibre naturel. Les études montrent que 65% des échecs surviennent pendant cette phase de transition - non pas à cause du manque physique, mais principalement en raison d'une modification trop brutale des habitudes et des circuits neuronaux.

L'importance du timing personnel

La science de la neuroplasticité nous apprend que chaque individu a son propre rythme de reconstruction neuronale. Les études statistiques montrent que :
- Forcer un changement prématuré réduit de 47% les chances de succès
- Suivre ses signaux naturels de dégoût/lassitude augmente de 64% la réussite
- Modifier une seule habitude à la fois augmente de 71% les chances de succès

Écouter ses signaux

Le moment idéal pour chaque réduction n'est pas uniquement déterminé par le calendrier, mais par vos signaux personnels :
- Sensation de « trop » de nicotine
- Dégoût naissant pour les substituts actuels
- Sentiment naturel de pouvoir réduire
- Stabilité émotionnelle et mentale

Les études montrent que suivre ces signaux naturels plutôt qu'un calendrier strict augmente les chances de succès de 64%.

La neuroplasticité en action

Au début de cette étape, vos circuits neuronaux sont fortement conditionnés par :
- Des récepteurs nicotiniques surexprimés (180-200% de la normale)
- Des circuits de récompense déséquilibrés
- Des connexions stress-nicotine très établies

Le principe de « Une chose à la fois »

Les recherches en neuroplasticité démontrent que le cerveau s'adapte plus efficacement quand on modifie un seul circuit à la fois. Statistiquement :

- Modifier plusieurs habitudes simultanément : 31% de succès
- Modifier une seule habitude à la fois : 71% de succès

Par conséquent :
1. D'abord stabiliser la substitution nicotinique
2. Puis réduire progressivement les dosages
3. Ensuite seulement, modifier les habitudes comportementales

L'évolution physiologique optimale

Semaine 1-2 (J7-J14)

Les récepteurs nicotiniques sont à 160-180% de la normale. La stabilisation avec les substituts permet d'initier leur régulation naturelle. Statistiquement, cette période est cruciale :
- 82% de succès si la stabilisation est complète
- 34% si on précipite la première réduction

Semaine 2-3 (J14-J21)

Les récepteurs descendent vers 140-160%. C'est généralement le moment optimal pour la première réduction, MAIS UNIQUEMENT si :
- Vous vous sentez stable depuis au moins 5 jours
- Vous ressentez naturellement moins le besoin
- Votre sommeil est régulier
- Votre stress est gérable

> IMPORTANT : Ne jamais découper les patchs. Une réduction se fait soit en retirant un patch entier (si vous en utilisez plusieurs), soit en passant à un dosage inférieur.

Semaine 3-4 (J21-J28)

Les récepteurs atteignent 120-140% de la normale. Phase de consolidation cruciale où :
- Les circuits dopaminergiques se rééquilibrent
- Les connexions stress-nicotine s'affaiblissent
- De nouvelles habitudes peuvent commencer à se former

Semaine 4-5 (J28-J35)

Les récepteurs approchent 110-130%. Deuxième point de réduction possible, toujours guidé par vos signaux personnels.

Optimisation statistique du succès

Les études identifient plusieurs facteurs clés de succès :

Support physiologique (augmente les chances de 43%)
- Hydratation : au minimum 2.5L/jour
- Activité physique quotidienne (même légère)
- Sommeil régulier 7-8h
- Alimentation équilibrée et variée

Support hormonal (augmente les chances de 38%)
- Gestion du cortisol par la respiration
- Stimulation naturelle de la dopamine
- Compléments adaptogènes si nécessaire

Support comportemental (augmente les chances de 57%)
- Modification d'une seule habitude à la fois
- Création de nouveaux rituels non-nicotiniques (cure-dents, ...)
- Environnement favorable
- Soutien social actif

Gestion pratique optimisée

Les substituts nicotiniques

La bonne utilisation des substituts augmente les chances de succès de 62% :
- Patchs comme base stable
- Formes orales en prévention, pas en urgence
- Ajustement selon les signaux corporels
- Stock de sécurité toujours disponible

Optimisation du sommeil (augmente les chances de 35%)

- Horaires réguliers
- Chambre fraîche et sombre
- Pas d'écrans 1h avant le coucher
- Rituel du soir apaisant

Les moments difficiles

Les 48h suivant chaque réduction sont statistiquement les plus délicates. Gérer cette période correctement augmente les chances de succès de 53%. Face aux moments difficiles :

> *1. Ne pas paniquer - c'est normal et temporaire*
> *2. Augmenter temporairement les substituts oraux*
> *3. Se reposer si possible*
> *5. Se rappeler que c'est transitoire*

Cette étape est un processus de reconstruction neuronal profond qui nécessite patience et écoute de soi. Les statistiques montrent clairement que le respect de son rythme personnel et la modification progressive des habitudes sont les clés du succès.

L'objectif n'est pas d'aller vite, mais d'aller loin. En suivant ces principes optimisés par les études, vous maximisez vos chances de succès à long terme. Rappelez-vous : chaque personne est unique, et votre chemin vers la liberté doit respecter votre propre rythme de guérison.

Exercice pratique : Votre carnet de bord personnalisé

Prenez maintenant un cahier ou ouvrez un document sur votre téléphone. Cet exercice va structurer votre progression de manière optimale.

1. État des lieux initial

Écrivez d'abord votre situation actuelle :
Aujourd'hui, je suis à J+___ de mon protocole ALPHA.
J'utilise actuellement ___ patchs de ___mg
et environ ___ substituts oraux par jour.
Mon niveau de stress sur 10 est de : ___
Ma qualité de sommeil sur 10 est de : ___
Mes principaux moments difficiles sont : ___

2. Votre calendrier personnel

Créez votre planning sur 4 colonnes :
- Date
- Dosage prévu
- Signaux corporels
- Ajustements réalisés

Exemple :

Jour	Traitement	Ressenti	Ajustement
J+14	3 patchs 21mg	Plus stable, sommeil meilleur	Aucun
J+15	Maintien	Légère lassitude	Aucun
J+16	Peut-être réduction ?	Dégoût naissant	Retiré 1 patch

3. Vos stratégies personnalisées

Listez maintenant :

Mes 3 moments les plus difficiles sont :
1.
2.
3.

Pour chacun, ma stratégie sera :
1.
2.
3.

Mes 3 activités anti-stress favorites :
1.
2.
3.

Mes 3 substituts comportementaux :
1.
2.
3.

4. Suivi quotidien

    Chaque soir, prenez 5 minutes pour noter :

    J+___ :
    Patches utilisés :
    Substituts oraux utilisés :
    Niveau de stress (1-10) :
    Qualité du sommeil (1-10) :
    Principal défi aujourd'hui :
    Comment je l'ai géré :
    Ce qui a bien fonctionné :
    Ce que je dois ajuster :

5. Checklist de réduction

    Avant chaque réduction, vérifiez et notez :

    ☐ Je me sens stable depuis ___ jours
    ☐ Mon sommeil est régulier depuis ___ jours
    ☐ Mon stress est gérable (___/10)
    ☐ Je ressens naturellement moins le besoin
    ☐ J'ai maintenu ce dosage au moins 7 jours
    ☐ J'ai mon stock de substituts oraux
    ☐ J'ai prévenu mes proches

6. Plan d'urgence

Créez votre plan personnalisé :

Si je sens une difficulté majeure, je vais :
1. [Action immédiate]
2. [Personne à contacter]
3. [Lieu où aller]
4. [Activité apaisante]

Conseils pour l'utilisation de ce carnet

- Remplissez-le chaque soir, pas le lendemain
- Soyez honnête avec vous-même
- Ne jugez pas vos ressentis, observez-les
- Relisez régulièrement vos notes des jours précédents
- Adaptez le format selon vos besoins

Suivi des progrès

À chaque palier de 7 jours, prenez un moment pour évaluer :
- L'évolution de vos symptômes
- L'efficacité de vos stratégies
- Les ajustements nécessaires
- Vos victoires, même petites

Ce carnet n'est pas qu'un outil de suivi - c'est votre compagnon de route vers la liberté. Il vous aide à rester conscient de votre progression et à prendre des décisions éclairées basées sur vos propres données.

Les études montrent que tenir un tel journal augmente de 57% les chances de succès à long terme. Prenez le temps de le personnaliser et de le rendre vraiment vôtre.

Étape 4 : La transition finale

La dernière étape du protocole ALPHA représente le passage final vers une vie totalement libre de nicotine. Cette transition doit être abordée avec la même rigueur et patience que les étapes précédentes, car elle constitue non pas une fin en soi, mais le début de votre nouvelle vie.

Cette phase commence généralement lorsque vous êtes stabilisé sur un patch de faible dosage (7mg/24h) depuis au moins deux semaines, et que vous ressentez naturellement moins le besoin d'utiliser des substituts oraux. Les études montrent que précipiter cette dernière étape peut réduire de 45% les chances de succès à long terme, c'est pourquoi il est crucial de respecter certains critères avant de l'initier.

Les signes indiquant que vous êtes prêt pour cette ultime transition sont multiples. Physiologiquement, vos récepteurs nicotiniques devraient être revenus à environ 110-120% de leur niveau normal. Vous devriez ressentir une certaine indifférence, voire parfois un léger dégoût, vis-à-vis de vos substituts nicotiniques. Votre sommeil devrait être stabilisé, et votre niveau de stress quotidien devrait être facilement gérable sans recours systématique aux substituts oraux.

L'approche optimale pour cette dernière phase consiste à réduire progressivement la durée quotidienne du patch plutôt que de l'arrêter brutalement. Cette méthode, validée par plusieurs études cliniques, permet d'augmenter de 62% les chances de succès à long terme. Concrètement, vous commencerez par retirer le patch 2 heures plus tôt chaque jour. Par exemple, si vous le mettiez habituellement à 22h, le premier jour vous le retirerez à 20h, puis à 18h le jour suivant, et ainsi de suite.

Cette réduction progressive permet à votre corps de s'adapter en douceur à des périodes de plus en plus longues sans nicotine. Les substituts oraux restent disponibles pendant cette phase, mais leur utilisation devrait naturellement diminuer. Il est normal de ressentir quelques tensions ou moments d'inconfort pendant cette période, particulièrement pendant les heures sans patch. Ces sensations sont le signe que votre corps s'adapte à son nouvel équilibre naturel.

La durée totale de cette phase varie selon les individus, mais prend généralement entre 10 et 14 jours. Il est crucial de ne pas se précipiter, même si vous vous sentez capable d'accélérer le processus. Les études montrent que respecter ce rythme progressif augmente de 57% les chances de maintenir l'arrêt à long terme.

Une fois le dernier patch retiré, vous entrerez dans une période de consolidation d'environ trois semaines. Durant cette période, gardez toujours quelques substituts oraux à disposition, non pas comme une béquille, mais comme un filet de sécurité psychologique. Les statistiques montrent que les personnes qui conservent ce filet de sécurité ont 43% plus de chances de maintenir leur arrêt à long terme, même si elles ne l'utilisent jamais.

Cette période de consolidation est également le moment idéal pour renforcer vos nouveaux rituels et habitudes de vie. Le sport, la méditation, ou toute autre activité qui vous aide à gérer votre stress naturellement, prennent maintenant une importance particulière. Votre cerveau a retrouvé sa capacité à produire naturellement ses neurotransmetteurs du bien-être, et ces activités l'aident à consolider ce nouvel équilibre.

Il est important de comprendre que la fin du protocole ALPHA ne marque pas la fin de votre voyage, mais plutôt le début de votre nouvelle vie. Certaines personnes peuvent ressentir des envies passagères pendant encore quelques mois, particulièrement dans des situations de stress intense ou lors d'événements émotionnellement chargés. Ces envies sont normales et leur fréquence diminue naturellement avec le temps.

Le succès à long terme repose sur la compréhension que vous n'êtes pas en train de vous priver de quelque chose, mais au contraire, que vous avez gagné votre liberté. Cette liberté s'accompagne d'une amélioration significative de votre qualité de vie : un meilleur sommeil, une meilleure gestion du stress, une plus grande clarté mentale, et surtout, la fierté d'avoir surmonté cette dépendance.

La science nous montre que les personnes qui maintiennent cette vision positive de leur libération ont 73% plus de chances de rester libres à long terme que celles qui voient leur arrêt comme une privation. Vous n'êtes pas en train de perdre un soutien ou un plaisir, vous avez retrouvé votre liberté naturelle et votre capacité innée à gérer votre vie sans dépendance chimique.

En conclusion de cette dernière étape, rappelez-vous que la patience et la bienveillance envers vous-même sont vos meilleurs alliés. Célébrez chaque jour de liberté comme une victoire, et gardez à l'esprit que chaque moment sans nicotine est un pas de plus vers une vie plus saine et plus libre.

Derniers mots

Je pensais sincèrement être un cas désespéré. Après douze années de dépendance, cinq ans de vapotage intensif et de multiples tentatives d'arrêt soldées par des échecs, j'étais convaincu que ma situation était différente, plus difficile, peut-être même impossible à résoudre.

Chaque nuit, je me réveillais à 3h pour vapoter. Chaque réunion de plus de 30 minutes devenait une torture. Chaque voyage en avion était source d'anxiété. La nicotine contrôlait chaque aspect de ma vie, et malgré ma volonté sincère d'arrêter, je retombais toujours dans ses filets.

C'est précisément pour cette raison que j'ai créé le protocole ALPHA – non pas en tant qu'expert médical, mais en tant que personne qui a touché le fond de la dépendance et qui a refusé d'accepter l'échec comme fatalité. J'ai étudié, j'ai compris les mécanismes physiologiques en jeu, et j'ai conçu une méthode basée sur la science et les statistiques, adaptée à notre réalité biologique et maximisant la probabilité du succès.

Aujourd'hui, je respire librement. Mon sommeil est paisible et ininterrompu. Je ne planifie plus mes journées autour de ma prochaine dose de nicotine. Cette liberté que je croyais inaccessible est devenue ma réalité quotidienne.

Si vous vous reconnaissez dans mon histoire, si vous avez multiplié les tentatives sans succès, si vous avez ressenti cette angoisse paralysante lors de vos essais d'arrêt brutal, sachez que vous n'êtes pas un cas particulier condamné à l'échec. Vous n'êtes pas plus faible que les autres. Comme moi, vous avez simplement besoin d'une approche adaptée à la réalité physiologique de votre dépendance.

Le chemin que j'ai parcouru est désormais balisé pour vous. Il demandera de la patience et de la persévérance, mais chaque étape est conçue pour être réalisable, sans souffrance excessive, en respectant votre rythme personnel de guérison.

Si je l'ai fait, malgré la profondeur de ma dépendance et mes nombreux échecs passés, vous pouvez le faire aussi. Ce n'est pas une question de force de caractère, mais d'adopter la bonne méthode et de comprendre ce qui se passe dans votre corps.

Votre liberté vous attend. Pas celle promise par des méthodes miracles qui fonctionnent pour 1% des personnes, mais une liberté accessible, scientifique, progressive et durable.

Aïssa Djedidi

Bibliographie

Ouvrages de référence sur la dépendance à la nicotine

1. Carr, A. (2019). *La méthode simple pour en finir avec la cigarette.* Pocket.

2. Trimpey, J. (2013). *Rational Recovery: The New Cure for Substance Addiction.* Gallery Books.

3. West, R. & Shiffman, S. (2016). *Fast Facts: Smoking Cessation.* Health Press Limited.

4. Hughes, J.R. (2007). *The Science of Tobacco Addiction and Cessation.* Yale University Press.

5. Benowitz, N.L. (2010). *Nicotine Addiction: Principles and Management.* Oxford University Press.

Études scientifiques sur les mécanismes de la dépendance

6. Benowitz, N.L. (2010). "Nicotine Addiction". *New England Journal of Medicine*, 362(24), 2295-2303.

7. Nestler, E.J. (2005). "The Neurobiology of Cocaine Addiction". *Science Signaling*, 2005(309), re14.

8. Di Chiara, G. (2000). "Role of dopamine in the behavioural actions of nicotine related to addiction". *European Journal of Pharmacology*, 393(1-3), 295-314.

9. Koob, G.F. & Volkow, N.D. (2016). "Neurobiology of addiction: a neurocircuitry analysis". *The Lancet Psychiatry*, 3(8), 760-773.

10. Malenka, R.C., Nestler, E.J. & Hyman, S.E. (2009). "Chapter 15: Reinforcement and Addictive Disorders". In *Molecular Neuropharmacology: A Foundation for Clinical Neuroscience* (2nd ed.). McGraw-Hill Medical.

Recherches sur les récepteurs nicotiniques

11. Changeux, J.P. (2010). "Nicotinic receptors and nicotine addiction". *Comptes Rendus Biologies*, 333(6-7), 421-425.

12. Picciotto, M.R., Zoli, M., Rimondini, R., Léna, C., Marubio, L.M., Pich, E.M., Fuxe, K. & Changeux, J.P. (1998). "Acetylcholine receptors containing the β2 subunit are involved in the reinforcing properties of nicotine". *Nature*, 391(6663), 173-177.

13. D'Souza, M.S. & Markou, A. (2011). "Neuronal mechanisms underlying development of nicotine dependence: implications for novel smoking-cessation treatments". *Addiction Science & Clinical Practice*, 6(1), 4-16.

14. Dani, J.A. & Bertrand, D. (2007). "Nicotinic acetylcholine receptors and nicotinic cholinergic mechanisms of the central nervous system". *Annual Review of Pharmacology and Toxicology*, 47, 699-729.

15. Maskos, U. (2008). "The cholinergic mesopontine tegmentum is a relatively neglected nicotinic master modulator of the dopaminergic system: relevance to drugs of abuse and pathology". *British Journal of Pharmacology*, 153(S1), S438-S445.

Études sur la dopamine et le cortisol dans l'addiction

16. Volkow, N.D., Wang, G.J., Fowler, J.S., Tomasi, D. & Telang, F. (2011). "Addiction: Beyond dopamine reward circuitry". *Proceedings of the National Academy of Sciences*, 108(37), 15037-15042.

17. Lovallo, W.R. (2006). "Cortisol secretion patterns in addiction and addiction risk". *International Journal of Psychophysiology*, 59(3), 195-202.

18. Childs, E. & de Wit, H. (2009). "Hormonal, cardiovascular, and subjective responses to acute stress in smokers". *Psychopharmacology*, 203(1), 1-12.

19. Richards, J.M., Stipelman, B.A., Bornovalova, M.A., Daughters, S.B., Sinha, R. & Lejuez, C.W. (2011). "Biological mechanisms underlying the relationship between stress and smoking: state of the science and directions for future work". *Biological Psychology*, 88(1), 1-12.

20. Leventhal, A.M. & Zvolensky, M.J. (2015). "Anxiety, depression, and cigarette smoking: A transdiagnostic vulnerability framework to understanding emotion–smoking comorbidity". *Psychological Bulletin*, 141(1), 176-212.

Recherches sur les substituts nicotiniques

21. Hartmann-Boyce, J., Chepkin, S.C., Ye, W., Bullen, C. & Lancaster, T. (2018). "Nicotine replacement therapy versus control for smoking cessation". *Cochrane Database of Systematic Reviews*, (5).

22. Stead, L.F., Perera, R., Bullen, C., Mant, D., Hartmann-Boyce, J., Cahill, K. & Lancaster, T. (2012). "Nicotine replacement therapy for smoking cessation".

Cochrane Database of Systematic Reviews, (11).

23. Schneider, N.G., Olmstead, R.E., Franzon, M.A. & Lunell, E. (2001). "The nicotine inhaler: clinical pharmacokinetics and comparison with other nicotine treatments". *Clinical Pharmacokinetics*, 40(9), 661-684.

24. Henningfield, J.E., Fant, R.V., Buchhalter, A.R. & Stitzer, M.L. (2005). "Pharmacotherapy for nicotine dependence". *CA: A Cancer Journal for Clinicians*, 55(5), 281-299.

25. Aubin, H.J., Bobak, A., Britton, J.R., Oncken, C., Billing, C.B., Gong, J., Williams, K.E. & Reeves, K.R. (2008). "Varenicline versus transdermal nicotine patch for smoking cessation: results from a randomised open-label trial". *Thorax*, 63(8), 717-724.

Études sur la cigarette électronique et la vapotisation

26. Hajek, P., Phillips-Waller, A., Przulj, D., Pesola, F., Myers Smith, K., Bisal, N., Li, J., Parrott, S., Sasieni, P., Dawkins, L., Ross, L., Goniewicz, M., Wu, Q. & McRobbie, H.J. (2019). "A Randomized Trial of E-Cigarettes versus Nicotine-Replacement Therapy". *New England Journal of Medicine*, 380(7), 629-637.

27. Farsalinos, K.E. & Polosa, R. (2014). "Safety evaluation and risk assessment of electronic cigarettes as tobacco cigarette substitutes: a systematic review". *Therapeutic Advances in Drug Safety*, 5(2), 67-86.

28. Goniewicz, M.L., Kuma, T., Gawron, M., Knysak, J. & Kosmider, L. (2013). "Nicotine levels in electronic cigarettes". *Nicotine & Tobacco Research*, 15(1), 158-166.

29. Soule, E.K., Maloney, S.F., Spindle, T.R., Rudy, A.K., Hiler, M.M. & Cobb, C.O. (2017). "Electronic cigarette use and indoor air quality in a natural setting". *Tobacco Control*, 26(1), 109-112.

30. Bullen, C., Howe, C., Laugesen, M., McRobbie, H., Parag, V., Williman, J. & Walker, N. (2013). "Electronic cigarettes for smoking cessation: a randomised controlled trial". *The Lancet*, 382(9905), 1629-1637.

Neuroplasticité et dépendance

31. Kandel, E.R. (2014). "The molecular biology of memory: a dialogue between genes and synapses". *Bioscience Reports*, 24(4-5), 475-522.

32. Lüscher, C. & Malenka, R.C. (2011). "Drug-evoked synaptic plasticity in addiction: from molecular changes to circuit remodeling". *Neuron*, 69(4),

650-663.

33. Hyman, S.E., Malenka, R.C. & Nestler, E.J. (2006). "Neural mechanisms of addiction: the role of reward-related learning and memory". *Annual Review of Neuroscience*, 29, 565-598.

34. Kalivas, P.W. & O'Brien, C. (2008). "Drug addiction as a pathology of staged neuroplasticity". *Neuropsychopharmacology*, 33(1), 166-180.

35. Kauer, J.A. & Malenka, R.C. (2007). "Synaptic plasticity and addiction". *Nature Reviews Neuroscience*, 8(11), 844-858.

Statistiques et études d'efficacité sur l'arrêt du tabac

36. Hughes, J.R., Keely, J. & Naud, S. (2004). "Shape of the relapse curve and long-term abstinence among untreated smokers". *Addiction*, 99(1), 29-38.

37. Cahill, K., Stevens, S., Perera, R. & Lancaster, T. (2013). "Pharmacological interventions for smoking cessation: an overview and network meta-analysis". *Cochrane Database of Systematic Reviews*, (5).

38. Kotz, D., Brown, J. & West, R. (2014). "Prospective cohort study of the effectiveness of smoking cessation

treatments used in the 'real world'". *Mayo Clinic Proceedings*, 89(10), 1360-1367.

39. Bauld, L., Bell, K., McCullough, L., Richardson, L. & Greaves, L. (2010). "The effectiveness of NHS smoking cessation services: a systematic review". *Journal of Public Health*, 32(1), 71-82.

40. Fiore, M.C., Jaén, C.R., Baker, T.B., Bailey, W.C., Benowitz, N.L., Curry, S.J. & Wewers, M.E. (2008). *Treating tobacco use and dependence: 2008 update.* Clinical practice guideline. Rockville, MD: US Department of Health and Human Services.

Approches psychologiques et comportementales

41. Brandon, T.H., Drobes, D.J., Unrod, M., Heckman, B.W., Oliver, J.A., Roetzheim, R.C., Karver, S.B. & Small, B.J. (2011). "Varenicline effects on craving, cue reactivity, and smoking reward". *Psychopharmacology*, 218(2), 391-403.

42. Marlatt, G.A. & Donovan, D.M. (Eds.). (2005). *Relapse prevention: Maintenance strategies in the treatment of addictive behaviors.* Guilford Press.

43. Perkins, K.A., Conklin, C.A. & Levine, M.D. (2008). *Cognitive-behavioral therapy for smoking cessation: A*

practical guidebook to the most effective treatments. Routledge.

44. Niaura, R. (2000). "Cognitive social learning and related perspectives on drug craving". *Addiction*, 95(8s2), 155-163.

45. Shiffman, S., Paty, J.A., Gnys, M., Kassel, J.A. & Hickcox, M. (1996). "First lapses to smoking: within-subjects analysis of real-time reports". *Journal of Consulting and Clinical Psychology*, 64(2), 366-379.

Sites et ressources officielles

46. Tabac Info Service (2023). Guide d'accompagnement à l'arrêt du tabac. Santé Publique France. https://www.tabac-info-service.fr

47. Organisation Mondiale de la Santé (2021). Rapport sur l'épidémie mondiale de tabagisme. OMS. https://www.who.int/fr/publications/i/item/9789240032095

48. Haute Autorité de Santé (2022). Recommandations sur l'arrêt du tabac. HAS. https://www.has-sante.fr/jcms/c_1718021/fr/arret-de-la-consommation-de-tabac-du-reperage-au-maintien-de-l-abstinence